Made in the USA
Columbia, SC
10 November 2019

82995299R00067